NOTICE

MÉDICALE

SUR LES EAUX MINÉRALES

FERRUGINEUSES & HYDROSULFUREES

DE REYRIEUX

PAR LE Dr BARON, MÉDECIN A TRÉVOUX (AIN)

TRÉVOUX
IMPRIMERIE ET LITHOGRAPHIE DE J.-C. DAMOUR.

1868

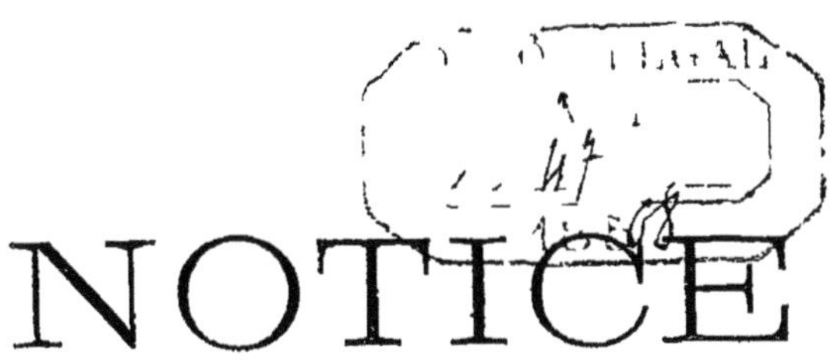

NOTICE

MÉDICALE

SUR LES EAUX MINÉRALES

FERRUGINEUSES & HYDROSULFURÉES

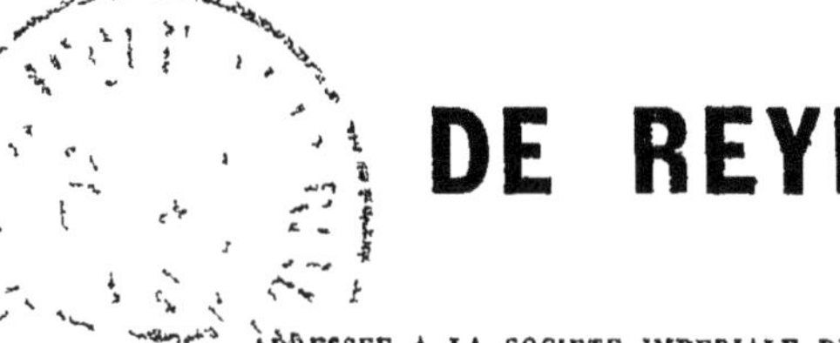

DE REYRIEUX

ADRESSÉE A LA SOCIÉTÉ IMPÉRIALE DE MÉDECINE ET A LA SOCIÉTÉ DES SCIENCES MÉDICALES DE LYON

Par le Dr BARON, médecin à Trévoux (Ain)

MESSIEURS,

L'attrait particulier qu'offre aujourd'hui l'étude des eaux minérales, la réaction qui s'opère en leur faveur dans le monde médical, depuis un certain nombre d'années, le désir d'être utile à une certaine catégorie de malades, m'ont engagé à appeler votre attention sur de nouvelles sources découvertes dans les environs de Trévoux, à Reyrieux, village qui en est éloigné de 3 kilomètres.

Chaque année voit s'accroître le nombre des malades qui vont demander aux Eaux Minérales la guérison ou, tout au moins, le soulagement de leurs maux. Les médecins, eux-mêmes, favorisent cette tendance, car ils reconnaissent tous l'avantage qu'ils retirent de cette médication dans certains états morbides contre lesquels les médicaments de toutes sortes n'ont produit que peu ou pas d'effets.

En parlant des Eaux de Reyrieux, j'ai dit : de *nouvelles sources* et cependant tout porte à croire qu'on en a fait usage à une époque assez reculée. Je sais bien que l'on cherche toujours à envelopper une source nouvelle du mystère et du prestige de son antiquité ; mais là n'est point mon but ; la Source de Reyrieux, humble et modeste naïade, compte plus sur l'avenir que sur le passé pour se faire connaître La tradition, toujours portée à exagérer, lui attribue des merveilles, les vieillards affirment que, *de tout temps*, elles ont produit des guérisons miraculeuses ; enfin, des fouilles pratiquées à plusieurs mètres de profondeur ont mis au jour des fragments de poterie ancienne et des débris de verre de forme particulière que l'on montre aux visiteurs. Un fait plus significatif, qui tendrait à établir son ancienneté, c'est que le hameau où coule la Source a toujours porté le nom de Fontaine-Bénite, qu'il porte encore aujourd'hui (1).

(1) Il est probable que des bouleversements de terrain occasionnés par de grandes pluies ont, à une certaine époque, comblé le ravin dans lequel elles ont du couler autrefois Les travaux de captage, l'aspect du sol et des lieux circonvoisins semblent l'indiquer.

Quoi qu'il en soit, jusqu'en mars 1859 la Source n'était qu'un simple filet d'eau, sans importance et à peine remarqué, sortant d'une petite excavation dans le lit d'un ruisseau, laissant sur son parcours un dépôt ocracé, mais donnant à peine un litre ou un litre et demi d'eau à la minute; cela suffit pour expliquer pourquoi les Eaux de Reyrieux n'ont pas été signalées plus tôt.

Plus tard, sous l'influence de dégradations produites par le ruisseau, la Source parut augmenter sensiblement de volume, le dépôt devint plus apparent, une pellicule plus fortement irisée couvrait les petites flaques où l'eau était stagnante, la saveur de l'eau devint plus astringente et franchement ferrugineuse. La nature s'était chargée des premiers travaux. J'engageai, à cette époque, le propriétaire, M. Perret, à faire quelques fouilles et quelques travaux de captage, pour séparer la Source de quelques filets d'eau douce qui venaient s'y mêler. Une tranchée fut ouverte et prolongée à une distance de trente mètres, environ, du point de départ, et dans le trajet nous fûmes assez heureux pour recueillir et réunir cinq à six litres, à la minute, d'une eau très-sensible aux réactifs du fer. Un petit réservoir fut établi et fermé à l'aide de quelques pierres recouvertes de terre, l'eau fut conduite au dehors par une simple rigole de bois et, malgré ce captage incomplet, on put dès-lors percevoir une légère odeur hépatique.

Ce fut sur l'Eau ainsi recueillie que M. Ferrand, de Lyon, fit son premier examen qualitatif et qu'il jugea à propos de faire l'analyse quantitative; toutefois, il crut devoir remplacer la rigole de bois par un tuyau en roseau, afin d'empêcher, autant que possible, l'introduction de l'air dans le réservoir.

D'après cette première analyse, l'Eau de Reyrieux contenait par litre ;

Oxygène	*Traces.*
Azote	10 cc
Acide carbonique libre	*Indéterminé*
Acide sulfhydrique	1 cc
Chlorure de potassium	0,0039
Chlorure de sodium	0,0089
Sulfate de chaux	0,0098
Sulfate de magnésie	0,0126
Bicarbonate de soude	0,0108
Bicarbonate de chaux. Bicarbonate de magnésie	0,2909
Bicarbonate de fer	0,0642
Alumine	0,0058
Silice	0,0125
Matières organiques	0,0057
	0,4251

Du sesquioxide de manganèse, des traces d'arsenic, de l'acide apocrénique ont été trouvés dans les dépôts de la source (1).

Cette première analyse faite, les choses en restèrent là pendant deux années, et c'est à dater de ce moment que je commençai quelques études cliniques sur les propriétés des Eaux de Reyrieux.

Sur les conseils de M. Ferrand, M. Perret, le propriétaire, se décida à un captage plus complet ; les travaux furent confiés aux soins d'un ancien et habile fontainier de Vichy ; dirigés avec les plus grandes précautions, ils mirent au jour deux nouvelles Sources, la première, moins importante que celle qui nous occupe, la deuxième (à en

(1) Depuis cette époque, M. Ferrand a fait de nouvelles recherches sur les boues et les dépôts de la dernière Source, il y a trouvé une quantité notable d'arsenic. Les différents principes trouvés dans les dépôts de la première Source s'y rencontrent aussi, mais en plus grande quantité.

juger par les réactifs), plus riche en fer, d'un volume plus considérable et d'une odeur hépathique plus prononcée.

Ce fut à plusieurs mètres de profondeur que le fontainier recueillit les eaux de ces différentes Sources. Après les avoir isolées avec le plus grand soin et entourées de travaux importants, il jugea à propos de les faire couler sur place, sans chercher à les conduire à la surface, ce qui, à la rigueur, eût été possible.

Ce fut l'eau de la dernière Source ci-dessus mentionnée qui fut envoyée à Paris à l'appui d'une demande en autorisation d'exploitation. Vingt bouteilles, bouchées et cachetées suivant les formalités voulues, furent expédiées au ministère de l'agriculture, du commerce et des travaux publics.

L'Académie de médecine consultée, sur le rapport de M. O. Henry, émit un avis favorable, dans sa séance du 5 mars 1861. L'autorisation fut accordée un mois après, par M. le Ministre.

D'après M. O. Henry, l'Eau de Reyrieux contient par litre :

Acide carbonique libre.........	1/10 du volume.
Acide sulfhydrique	*Indices.*
Bicarbonate de chaux . id. magnésie.. . .	0,350
Bicarbonate de soude... . ..	0,010
Bicarbonate de protoxide de fer	0,070
id. crenaté de manganèse	*Indices*
Principe arsenical	*Indices*
Sulfates calculés anhydres de chaux . ..	0,010
de soude... de magnésie	0,022
Silice . . . . Alumine.... .... Matière organique	0,030
	0,582

Nous trouvons, en définitive, un total de 0,425 de matieres solides par litre, dans l'eau de la Source analysée par M. Ferrand, de Lyon, et celui de 0,582, pour celle analysée par M. O. Henry, abstraction faite des produits gazeux libres non pondérés. Ces derniers, on le comprend facilement, quoique plus manifestes dans la dernière Source, ont dû nécessairement échapper à une analyse faite après un long voyage et sur de l'eau mise en bouteilles depuis un certain nombre de jours.

Tout récemment, une nouvelle source vient d'être découverte à deux ou trois mètres des précédentes ; elle n'a pas encore été captée avec les soins nécessaires, et cependant, si l'on compare, les reactifs semblent lui assigner la supériorité en richesse minérale. En effet, la coloration noire, par l'infusé de noix de galle, est beaucoup plus prononcée et le précipité bleu, par le ferro-cyanate de potasse, plus prompt et plus foncé. J'aurai l'honneur de vous soumettre l'analyse quantitative qui en sera faite ultérieurement par M. Ferrand.

Il y a donc aujourd'hui quatre Sources minérales :

La première est la plus faible en qualités et en volume, elle donne seulement trois litres à la minute.

La seconde est celle analysée par M. Ferrand, son débit est de six litres.

La troisième est celle analysee par M. O. Henry, elle donne huit litres à la minute.

La quatrième, la derniere découverte, débite environ onze litres à la minute ; elle est dirigée tout entière à l'établissement des bains, qu'elle alimente, ainsi que le trop plein des autres Sources. Toutes réunies donnent donc ensemble un total de vingt-huit litres à la minute, soit, à l'heure, dix-sept hectolitrès environ. Il est certain qu'on pourrait recueillir, s'il était nécessaire, une très-grande quantité d'eau ayant les mêmes caractères, car de tous côtés l'on voit sortir du sol environnant de petits filets, qui viennent probablement d'une source commune, et qu'il serait très-facile de réunir.

Les Eaux Minérales de Reyrieux viennent donc prendre un rang important parmi celles ferrugineuses-hydrosulfurées. Cinq sources analogues seulement sont exploitées en France; celle de Reyrieux, la sixieme, réclame la deuxième place pour sa richesse en fer, car, d'après MM. Pétrequin et Socquet, elle doit être classée parmi les Eaux ferrugineuses dites *fortes,* c'est-à-dire parmi celles contenant 7 ou plus de 7 centigr. de fer par litre. Ce qui va suivre s'appliquera surtout aux deux sources analysées, les deux seules dont les malades aient fait usage.

PROPRIÉTÉS PHYSIQUES ET CHIMIQUES.

L'Eau de Reyrieux est limpide, incolore; sa densité est de 1003, sa température constante est de 14 degrés; le volume des deux sources analysées est de 14 litres à la minute, soit 840 litres à l'heure; le débit ne varie pas, même pendant les grandes sécheresses. Sa saveur est astringente et atramentaire, son odeur bien sensiblement hépatique; à la source elle est déjà appréciable à quelques pas de distance, surtout par les temps chauds et orageux. Abandonnée à l'air, elle se recouvre d'une pellicule irisée; après un certain temps elle perd sa transparence et son odeur hépatique disparaît. Toutefois, bouchée avec soin, elle conserve pendant plusieurs mois ses qualités primitives. M. Perret en a, du reste, conservé pendant plus de deux années, plusieurs bouteilles qui seront soumises à votre appréciation.

Elle est acidule; sur un litre, quelques gouttes de teinture de tournesol prennent la teinte rouge ; l'acidité est certainement due à des matières volatiles, car elle disparaît par l'ébullition. Elle donne par les réactifs du fer, les précipités ordinaires. La présence du principe sulfureux a été constatée à la Source à l'aide de la teinture d'iode et depuis cette époque avec le sulfhydromètre de Dupasquier. Cette opération n'a pas encore été faite sur la source analysée a Paris, qui est certainement plus hydrosulfurée.

Des différents principes et des caractères de cette Eau, on devait tout naturellement conclure qu'elle pouvait et même qu'elle devait posséder les propriétés thérapeutiques de ses analogues, surtout de celles qui lui ressemblaient le plus par leur composition chimique ; les observations cliniques sont venues confirmer ces prévisions.

PROPRIÉTÉS PHYSIOLOGIQUES ET THÉRAPEUTIQUES.

L'étude des propriétés spéciales d'une eau minérale est longue et difficile ; son action n'est pas toujours en rapport avec sa richesse minérale ou ses principes prédominants, elle varie avec les proportions des différents éléments qui entrent dans sa composition et, comme le dit M. le docteur Clermont, en considérant l'action isolée de chaque élément comme force, il naît de leur ensemble une *résultante* médicatrice, à la manière des préparations magistrales qui par la combinaison des diverses substances qui les composent ont une action commune.

C'est l'action de cette résultante que j'ai cherché à étudier, car j'avoue qu'il me serait difficile de faire la part de chacun des principaux éléments auxquels l'Eau de Reyrieux doit son action thérapeutique. Les effets que j'ai pu observer sont tellement multiples, qu'il me serait impossible de les formuler d'une manière absolue, même en tenant compte des idiosyncrasies, des conditions d'âge, de sexe, de tempérament ; j'ai besoin, du reste, de les étudier sur un plus grand nombre de malades, et alors, si je puis avoir des données plus certaines, ce sera l'objet d'un second Mémoire plus complet et que j'aurai l'honneur de vous soumettre.

Les Eaux de Reyrieux ont les propriétés de leurs analogues ; toutefois, je dois signaler à votre attention certains effets, qui ont été assez constants et que ne paraît pas expliquer leur composition chimique. C'est ainsi que, contrairement aux Eaux ferrugineuses, la source analysée à Paris est laxative a peu près constamment, a la dose de quelques verrées prises à jeun, effets que n'ont pas les autres sources, qui sont plus spécialement diurétiques. Cette différence d'action a été assez marquée pour que j'aie cru devoir désigner plus particulièrement l'une ou l'autre des sources à certains malades.

J'ai pu constater à peu pres toutes les propriétés physiologiques et thérapeutiques des Eaux minérales ferrugineuses signalées par MM. Pétrequin et Socquet dans leur excellent *Traité des Eaux Minérales*.

Effets généraux : sentiments de pléthore, activité plus grande de la circulation, stimulation des fonctions digestives, etc.

Effets locaux : quelquefois pesanteurs d'estomac, sensation pénible a l'épigastre, mais sans douleur, coloration des selles en noir, constipation ou diarrhée, suivant la source. Je répète que ce fait, que je ne cherche pas a expliquer, est assez constant.

En bains, l'Eau Minérale a une action topique assez remarquable, suivant la manière dont elle est administrée. Les bains d'Eau Minérale simple communiquent surtout aux personnes qui ont la peau fine ou délicate une sensation de formication ou de démangeaison, qui se prolonge même après le bain; les bains plus ou moins chargés de boues minérales provoquent souvent à la peau une petite éruption de pustules semblables à celle de l'acné, mais plus petites. J'ai observé ce fait, même chez des malades qui n'avaient pas fait usage de l'Eau à l'intérieur. L'usage de l'Eau en boisson a également provoqué la sortie de pustules, mais plus grosses que les précédentes et tout à fait semblables à celles de l'acné simple. Cette éruption a persisté parfois assez longtemps.

J'ai prescrit dans deux cas l'emploi topique des boues minérales, et deux fois j'ai eu à me louer de cette médication. Je rapporte du reste plus loin l'observation de l'un des deux malades.

Tous ces faits ont besoin, je l'avoue, d'être basés sur un plus grand nombre d'expériences, car, sur deux cents malades environ qui ont fait usage des Eaux de Reyrieux depuis 1859, il y en a quatre-vingt-dix seulement que j'ai pu observer sérieusement, encore faut-il déduire de ce nombre un tiers au moins de cas peu dignes d'intérêt. J'ai donc besoin de contrôler les faits d'après un plus grand nombre d'observations.

Toutefois, dans les observations qui vont suivre, les résultats thérapeutiques ont été assez tranchés pour qu'il ne puisse rester aucun doute à leur égard. Ils peuvent établir d'une manière certaine l'action sûre et prompte des Eaux de Reyrieux.

J'ai choisi, pour vous les soumettre, les cas les plus heureux et ceux dans lesquels le résultat a été, pour ainsi dire, immédiat. J'indiquerai, dans un tableau comparatif, le nombre des malades que j'ai pu suivre assez consciencieusement pour leur donner place dans une statistique sérieuse.

Hémorrhagies passives. métrorrhagie.

Mme G..., de Neuville-sur-Saône, est âgée de trente-cinq ans ; elle n'a pas eu d'enfant ; elle a eu, depuis trois années environ, des hémorrhagies dont le siége a été variable, épistaxis, hémoptysies, hémorrhoïdes. Ces différentes hémorrhagies ont été remplacées depuis quelques mois par une perte ou plutôt un suintement sanguin léger, mais continuel, venant de l'utérus. C'est à ce moment que je fus appelé à lui donner des soins. Mme G... est d'un tempérament lymphatique ; elle présente tous les symptômes d'une anémie complète : décoloration de la peau, flaccidité des chairs, dyspepsie, gêne de la respiration, bruit de souffle des carotides, bouffissure de la face, œdème des pieds, etc. ; au speculum l'utérus est sain, le col a son volume et son aspect normal. Je prescris sans succès et pendant un temps assez long, les préparations de fer et d'ergotine, les injections astringentes, perchlorurées. Le cas s'aggravant, je fais appeler en consultation mon ami et excellent confrère le docteur Ponnet ; après quelques jours, ayant pris son avis, je fais conduire la malade à Reyrieux, son habitation du reste se trouvant dans de mauvaises conditions hygiéniques

Elle arrive à Reyrieux fin mai 1861; elle est très affaiblie et ne marche qu'avec peine; elle boit d'abord quatre verrées, puis huit d'Eau Minérale, en trois doses, chaque jour, elle arrive à douze verrées; les premiers jours elle est difficilement supportée par l'estomac, elle est coupée de sirop de gomme. Matin et soir, douche utérine ascendante pendant un quart d'heure : au huitième jour, cessation complète de la perte; continuation du traitement pendant quatorze jours. L'œdeme a disparu, la malade, par une cause forcée, est obligée de partir, l'amélioration se maintient.

Fin août, nouveau séjour de vingt jours, un mois après, les règles reparaissent et reviennent, à dater de ce moment, avec une régularité parfaite. La santé s'est rétablie et la guérison ne s'est pas démentie depuis cette époque.

Aménorrhée.

Mme G..., de Fleurieux, trente-sept ans, tempérament lymphatique, mais d'une bonne santé habituelle, vit à la suite d'une frayeur le flux menstruel brusquement et complétement supprimé. A dater de cette époque, le ventre devint volumineux, les digestions pénibles et, au commencement de chaque mois, l'hypochondre droit devenait tendu et douloureux pendant six à huit jours. Les choses durèrent ainsi pendant sept mois, mais les symptômes perdirent de leur acuité, et il se fit toujours à chaque époque un travail de congestion du côté du foie, mais d'une manière passive. La malade ne pouvait se livrer à aucun travail pénible, elle se décida à venir à Reyrieux en juin 1861. Elle passa trente-six jours à l'établissement, prit une douche froide tous les deux jours, sur la région du foie, et une douche utérine chaude ascendante tous les jours ; elle but jusqu'a quinze ou seize verrées d'Eau Minérale, et le trente-septième jour le flux menstruel reparut, la guérison s'est maintenue. La malade est cependant revenue pendant deux années, l'on peut dire par reconnaissance.

J'ai choisi cette observation de préférence, parce que l'efficacité du traitement y est prouvée d'une manière certaine ; en second lieu, c'est le seul cas d'aménorrhée que j'aie observé, depuis dix-sept ans, avec des symptômes semblables. Flux menstruel remplacé par une congestion périodique du foie; congestion, d'abord subaigue, puis enfin passive. Cessation de toute congestion après le retour des règles.

Leucorrhée, engorgement, ulcérations du col.

Mme L..., de Lyon, ouvrière en soie, âgée de trente-deux ans, n'a jamais eu d'enfant ; à la suite de privations, de chagrins, cette femme vit sa santé s'altérer ; elle perdit d'abord l'appétit et en même temps ses forces, les digestions devinrent excessivement difficiles, les règles irrégulières, et une perte blanche abondante finit par les remplacer un an après. Cette malade fut envoyée, avec une ordonnance de son médecin, à Reyrieux, pour y prendre l'air de la campagne.

Appelé auprès d'elle en juillet 1861, je jugeai à propos de l'examiner au speculum: je trouvai la muqueuse du vagin, décolorée, le col engorgé et portant à sa lèvre supérieure une ulcération large comme une pièce de deux francs; un écoulement blanc, fétide, avait lieu par la vulve. Je touchai l'ulcération avec le perchlorure de fer et je prescrivis, pour tout traitement, l'usage de l'Eau de Reyrieux à la dose de cinq à six verrées par jour. Les premiers jours cette malade ne put supporter la source la plus forte. Elle prit tous les jours une douche ascendante froide et pendant vingt minutes. Deux mois et demi après, c'est-à-dire fin septembre, la malade était en pleine convalescence. Le col avait diminué de volume, l'ulcération était cicatrisée et l'écoulement avait notablement diminué ; les règles cependant n'étaient pas revenues; mais j'ai pu m'assurer que cette malade, actuellement en Auvergne, s'est complétement rétablie: le flux menstruel avait reparu six semaines après son départ de Reyrieux.

Chlorose, chorée.

Mlle B..., de Mizérieux (Ain), est âgée de seize ans; elle est grande, bien développée, mais d'un tempérament un peu lymphatique. Elle n'est point encore réglée et présente quelques symptômes de chlorose; mais c'est pour des mouvements involontaires et désordonnés qu'elle vient me trouver en août 1865. Je l'engage à venir quelque temps a Reyrieux; elle est mise à l'usage de l'Eau Minérale a la dose de huit verrées par jour; elle prend par semaine deux bains sulfureux et deux bains d'Eau Minérale, en alternant. Après vingt-quatre jours de traitement, elle s'en va à peu près guérie. Elle continue l'usage de l'Eau de Reyrieux chez elle, et deux mois et demi après les règles appanaissent pour la première fois. Il n'y a plus de symptômes de chorée; Mlle B... est aujourd'hui forte et vigoureuse et n'a rien conservé de son ancienne maladie.

Anémie, dyspepsie, syphilides.

Mme X..., de X..., âgée de quarante-six ans, tempérament lymphatique et bilieux, a perdu ses règles il y a un an environ; elles ont été remplacées par un écoulement leucorrhéique abondant, à la suite duquel il y a eu des troubles de digestion et de l'anémie. Elle vient à Reyrieux en juin 1864, elle boit dix à douze verrées par jour et prend deux bains par semaine. Après vingt jours environ, une éruption de nature pustuleuse se déclare. Je n'osai croire à des accidents syphilitiques, dans les circonstances exceptionnelles où se trouvait cette malade, qui a toujours habité la campagne; toujours est-il que des pustules à base dure, entourées d'une aréole cuivrée, existaient en grand nombre autour des parties génitales, aux bras, au dos et à la poitrine. J'adressai cette malade à un médecin spécialiste. J'ai su depuis qu'après avoir suivi un traitement assez long à l'hospice de l'Antiquaille, elle est sortie incomplètement guérie et est morte chez elle depuis cette époque. Je l'avais, à son arrivée, soigneusement examinée au spéculum, et je n'avais rien constaté de particulier.

Si j'ai cité cette observation, c'est que je crois avec raison que l'usage de l'Eau de Reyrieux a été la pierre de touche d'une affection ancienne et pour laquelle la malade n'avait pas suivi de traitement spécifique à l'époque où elle avait été primitive Faut-il attribuer la manifestation subite des accidents secondaires au gaz sulfhydrique contenu dans les Eaux? MM. Pétrequin et Socquet disent que ce fait n'est pas la propriété exclusive des Eaux sulfureuses.

Eczéma chronique.

M. T..., de Villars-les-Dombes, âgé de quarante-deux ans, d'un tempérament bilieux lymphatique, vient à Reyrieux en juillet 1867. Ce malade présente aux deux jambes un eczéma impétigenodes chronique (datant de trois années), pour lequel il a suivi sans succès divers traitements. Il boit dix à douze verrées d'Eau Minérale, par jour, et prend deux grands bains par semaine. Sous l'influence d'une application des boues et dépôts de la source, la maladie revêt une forme aigue, suivie d'une amélioration notable. On a recours trois fois encore à cette application, tout en continuant le traitement thermal, et chaque fois le fait se renouvelle avec un nouveau succès. Après vingt-cinq jours le malade part guéri.

Cette année, au mois d'avril, le mal a un peu reparu, mais je suis persuadé qu'un nouveau séjour à Reyrieux aménera une guérison complète.

Chlorose.

Mlle D..., de Lyon, cliente de M. le docteur Valette, est chlorotique; elle a dix-huit ans et n'est pas réglée. Séjour d'un mois à Reyrieux; un mois après son départ les règles apparaissent et deviennent régulières depuis cette époque.

Cachexie paludéenne. anémie.

M. P..., de Savigneux, atteint d'anémie et de cachexie paludéenne, séjourne un mois a Reyrieux et part complétement guéri. Ce malade a bu douze verrées par jour et pris quatorze bains.

Dyspepsie, névralgies, anémie.

Mlle M.., de Villefranche, dyspeptique depuis plusieurs années, âgée de quarante-six ans, envoyée par M. le docteur Vaulpré, revient pendant trois ans et à chaque séjour obtient une grande amélioration. Elle est aujourd'hui à peu près guérie.

Engorgements ganglionnaires, scrofules.

Mlle X..., dix-huit ans, envoyée par M. le docteur Dupasquier, de Juliénas, obtient en 25 jours seulement une amélioration notable. Cette malade présentait un engorgement considérable des ganglions lymphatiques des parties postérieures et latérales du cou.

Ophtalmie scrofuleuse.

R..., enfant de sept ans, d'un tempérament lymphatique et scrofuleux, présente une conjonctivite datant de plusieurs mois. Fin juin 1866 il est mis à l'usage de l'Eau, quatre verrées par jour, deux bains par semaine, pas d'autre collyre que l'Eau de la Source. Après 30 jours, l'état général s'est bien amélioré et la conjonctive ne présente plus de rougeur.

Je pourrais citer un plus grand nombre de faits. Je vais grouper dans un tableau statistique les malades dont il me reste a parler. Ceux que je viens de citer sont compris dans les chiffres qui suivent.

NOMS DES MALADIES	NOMBRE des malades	Guerison	amelioration.	Insuccès
Chlorose et ses complications.	29	19	7	3
Leucorrhée.	13	5	8	
Disménorrhée, aménorrhée.	11	7	1	3
Anémie de causes différentes	11	10	1	
Scrofules.	6	»	5	1
Diarrhée chronique . .	5	4	1	
Eczéma.	3	1	2	
Cachexie paludeenne. .	3	»	3	
Catarrhe de la vessie. .	2	1	1	
Lichen.	2	1		1
Chorée.	1	1		
	86	49	29	8

CONCLUSIONS.

L'analyse assigne un rang important aux Eaux Minérales Ferrugineuses Hydrosulfurées de Reyrieux.

Elles doivent être classées parmi celles dites *fortes*, c'est à-dire contenant 7 ou plus de 7 centigr. de fer par litre.

Elles sont notablement sulfureuses; l'élément sulfhydrique a dû échapper à une analyse faite à Paris, sur une Eau transportée à une longue distance et mise en bouteilles depuis un certain temps. Il est donc nécessaire de fixer de nouveau à la Source la quantité qu'elles en contiennent.

L'analyse faite par M. Ferrand, sur une Source dont le captage était incomplet, n'a pu, dit-il, donner le chiffre exact des principes gazeux.

Quoi qu'il en soit, de ces données on pouvait conclure que les Eaux de Reyrieux devaient avoir les propriétés de celles qui leur sont analogues.

Les faits cliniques ont confirmé ces prévisions.

La double propriété des Eaux de Reyrieux les rend utiles dans toutes les maladies où les reconstituants et les dépuratifs sont indiqués.

L'étude de ces Eaux, basée sur un plus grand nombre de faits, indiquera les modifications qui peuvent apporter à leurs propriétés thérapeutiques, les différents éléments qui entrent dans leur composition chimique.

J'ai donc cru, Messieurs, devoir signaler à votre attention des Eaux situées très près de Lyon, dans un des plus jolis et plus riches villages de nos environs. Si les malades ne trouvent pas là les distractions de tous genres que certains vont demander aux stations thermales, ils y trouveront, du moins, des eaux efficaces, de charmants ombrages, la tranquillité et le calme d'esprit nécessaires à leur guérison. Vous pourrez, avec la facilité des communications entre Lyon et Trévoux, leur continuer vos soins. Heureux si je puis, par cette communication, leur avoir été de quelque utilité.

Recevez, Messieurs, l'assurance de mon profond respect.

BARON

Docteur en médecine à Trévoux

Reyrieux possède aujourd'hui un établissement thermal complet : bains et douches de toutes sortes.

Les boues et dépôts des Eaux Minérales sont recueillis dans de grands réservoirs.

Mise en bouteilles par un procédé particulier, l'Eau de Reyrieux, contrairement à ses congénères, se transporte et se conserve un temps indéfini. Quelques échantillons sont en bouteilles depuis plus de deux années, sans avoir rien perdu de leurs caractères et de leur limpidité.

M. Perret, le propriétaire des Eaux de Reyrieux, en tient des échantillons à la disposition de tous les Médecins qui en feront la demande. Il a, à cet effet, déposé un certain nombre de bouteilles chez M. Ferrand, place de la Charité.

L'établissement est pourvu d'un appareil Greffier, pour gazéifier l'Eau Minérale ; mais celle-ci ne subit cette opération qu'exceptionnellement et sur la demande des malades ou de MM. les Médecins.

Les buveurs qui séjournent à Reyrieux reçoivent l'hospitalité soit dans les maisons particulières, soit dans de petits hôtels où ils trouvent, sinon le luxe, au moins le confortable. La spéculation, dans un avenir peu éloigné, offrira aux malades plus exigeants, tout ce qu'ils peuvent trouver dans une grande ville.

Du reste, une voiture fait, matin et soir, le service de Reyrieux à Trévoux, en sorte qu'il serait facile, au besoin, tout en résidant dans cette ville, de suivre un traitement thermal régulier.

Trévoux, typ. Damour.

www.ingramcontent.com/pod-product-compliance
Ingram Content Group UK Ltd.
Pitfield, Milton Keynes, MK11 3LW, UK
UKHW021156230726
13926UKWH00001B/127